Dieta Alcalina

La guía de tratamiento definitiva de 7 pasos para curarse naturalmente del virus del herpes

(Cómo deshacerse del exceso de toxicidad y acidez)

Juan-Pablo Rosello

TABLA DE CONTENIDOS

Introducción 1

Capítulo 1: Indicadores De Que El Cuerpo Es Demasiado Ácido 14

Capítulo 2: Riesgos Para La Salud: Alimentos Y Fuentes De Inflamación 17

Capítulo 3: ¿Por Qué La Inflamación Crónica Es Un Riesgo Para Su Salud? 21

Capítulo 4: Tratamiento Para La Inflamación Crónica 24

Capítulo 5: Beneficios De La Alcalinidad 33

Capítulo 6: Los Mejores Alimentos Alcalinos . 41

Cazuela De Enchiladas Cargadas 51

Capítulo 8: Semana Cuatro: Balance 55

Sencillos Copos Crujientes De Cereal 59

Ensalada De Bayas Antiinflamatoria 63

Chili Recargado 66

Introducción

En los últimos años, han aparecido en el mercado una variedad de diferentes tipos de dieta. Algunas de éstas dietas han impactado de manera significativa, mientras que otras han perdido su popularidad en unos pocos meses.

Cuando de perder peso se trata, las personas suelen priorizar los métodos que son más convenientes antes que los que son beneficiosos para el cuerpo. Si usted desea perder peso, su objetivo principal no solo debe ser quemar grasa, si no también mejorar su salud y reducir el riesgo de una serie de enfermedades. Debe adherirse a un plan de dieta saludable que funcione bien en su cuerpo y mente y también lo ayude a mantenerse saludable al reducir el riesgo de algunas de las enfermedades crónicas que las personas suelen desarrollar cuando descuidan su salud.

Con una dieta alcalina no sólo nos centraremos en la pérdida de peso, también reducimos el riesgo de enfermedades causadas por la deficiencia de nutrientes y antioxidantes en el cuerpo. El plan de dieta descrito en este libro no solo fue efectivo al aplicarse a un estilo de vida normal, si no que también fue sencillo mantenerlo una vez que el cuerpo se acostumbró a él.

Esta sencilla guía provee información práctica sobre la dieta alcalina, lo que se necesita para seguir la dieta y cómo puede beneficiarlo con algunos ajustes en su estilo de vida. También explica el por qué los nutricionistas alientan a las personas a adoptar un estilo de vida vegano. ¡Este manual le ayudará a transformar su mente, cuerpo y espíritu!

Con exactitud ¿Qué es la alcalinidad? y ¿Por qué debería importarme?

Algunos alimentos tienen efectos positivos en el cuerpo, mientras que otros tienen efectos secundarios negativos. Pero la clave para comprender cuáles alimentos son saludables y cuáles son aquellos que se deben evitar es importante, porque entre una hamburguesa y una ensalada, hay espacio suficiente para introducir opciones más saludables que ayuden al cuerpo a recuperarse desde adentro y darle una apariencia genial al mismo tiempo.

Determinar si tu cuerpo es alcalino o ácido es el único factor que puede ayudarte a mejorar tu salud. Si tienes un alto nivel de acidez, debes aprender a alcalinizar tu cuerpo para llevar un estilo de vida saludable.

Cuando los niveles de acidez en el cuerpo están muy altos, existe propensión a problemas como fatiga y poca energía. Los principales indicadores de acidez en el cuerpo son las uñas y el cabello quebradizos. Además, la acidéz también causa una baja densidad ósea y osteoporosis en las mujeres, lo que podría resultar en múltiples fracturas por una simple caída. Aunque por lo general la gente no toma los niveles de acidez corporal tan en serio como debería, ésta provoca una respiración pesada y aumento de peso, lo que con frecuencia conduce a la obesidad. Además de la diabetes, una dieta rica en ácido puede causar problemas digestivos. Además de los problemas de la piel y el acné, las personas con altos niveles de acidez suelen tener un sistema inmunitario debilitado, haciéndolas más susceptibles a infecciones y alergias. Estas personas también tienen un mayor riesgo de enfermedades cardíacas y cáncer. Si se desea evitar estos problemas, es esencial transformar el cuerpo ácido en uno alcalino mediante el consumo de una dieta saludable.

¿Qué es la Alcalinidad?

La dieta alcalina se basa en el nivel de alcalinidad del cuerpo. Los niveles de alcalinidad se determinan al conocer si se tiene una composición corporal más alcalina o ácida. A pesar del hecho de que un alto nivel de pH es indicador de una dieta alcalina y que la alcalinidad en el cuerpo se correlaciona con un alto nivel de pH, los niveles de pH no constituyen la dieta completa. La alcalinidad en el cuerpo, por ejemplo, está determinada por la cantidad de sustancias alcalinas presentes en el agua del cuerpo. El rango normal del pH para la alcalinidad oscila entre 0 y 14. Si su nivel de pH es superior a 7, su cuerpo es neutral y si es inferior a 7, su sistema contiene más sustancias ácidas.

Un pH inferior a 7 indica niveles ácidos en el cuerpo, mientras que por encima de 7 indica niveles alcalinos. Debido al hecho de que la dieta de una persona debe basarse en su nivel de pH, es importante que cada individuo comprenda la alcalinidad de su cuerpo. Si sus niveles de pH son extremadamente bajos, debe evitar los alimentos ácidos y consumir alimentos ricos en nutrientes. Considere centrarse en una dieta alcalina porque la mayoría de las personas hoy en día tienen un alto contenido ácido en sus sistemas. La carne y los productos lácteos frescos, los huevos, los cereales y el alcohol contienen altos niveles de acidez que son perjudiciales para el organismo. Por lo general, los alimentos neutros consisten en grasas naturales, azúcares y carbohidratos, que también deben evitarse. La mayor parte de una dieta alcalina consiste en frutas, legumbres y verduras. Estos son los tipos de alimentos que debes priorizar para mejorar tu salud.

¿Qué significa exactamente "nivel de pH"?

El término pH no es nuevo, y es probable que lo haya encontrado varias veces en sus clases de ciencias. La escala de pH se usa principalmente para medir la alcalinidad o acidez de cualquier sustancia, con 7 que representa neutralidad y todo lo que está por encima es alcalino y todo lo que está por debajo es ácido. Para determinar la alcalinidad o acidez de una sustancia, se requiere una solución acuosa. La sangre es acuosa porque contiene una alta proporción de agua, lo que significa que también contiene un nivel de pH. Esto no implica que pueda medir el nivel de pH en su sangre, ya que el nivel de pH en su sangre no cambiará a menos que se encuentre en una situación que ponga en peligro su vida o tenga una enfermedad.

Sin embargo, los niveles alcalinos en la saliva y la orina fluctúan según los alimentos consumidos. Esto le permite comprender la salud de sus células. Sin monitoreo a nivel celular, es imposible determinar si estás sano o no.

Mientras que los niveles de pH en la sangre suelen estar por debajo de 7, los niveles en la orina pueden caer hasta 3. Para comenzar a seguir una dieta alcalina saludable, primero debe determinar sus niveles de alcalinidad. Esto le ayudará a determinar qué se debe cambiar y cómo se deben hacer esos cambios.

Es importante monitorear los niveles de pH porque cuando bajan significativamente, el cuerpo se vuelve ácido y puede desarrollar una condición conocida como acidosis crónica de bajo grado. Esto generalmente es causado por un alto consumo de alimentos ácidos, que tienen un impacto negativo en el cuerpo y dan como resultado niveles bajos de calcio, potasio, magnesio y minerales.

Está demostrado que seguir una dieta alcalina ayuda a reducir múltiples problemas relacionados con la salud y fomenta una pérdida de peso efectiva. Es crucial comprender cómo los niveles de pH en el cuerpo afectan la salud en general.

¿Cómo funciona una dieta alcalina?

Al mantener equilibrado el pH del cuerpo, una dieta alcalina ayuda reduciendo los niveles de acidez. En consecuencia, se pierde peso y se incrementa la salud, por tanto disminuye el riesgo de enfermarse. Esta dieta ganó mucha popularidad después de que los nutricionistas proclamaran públicamente su eficacia y cómo incorporarla a tu rutina diaria puede ayudarte a vivir una vida más larga y productiva.

Comprender el funcionamiento de la dieta alcalina puede ser difícil porque a primera vista puede parecer muy complicada. Teóricamente, una dieta alcalina es aquella que ayuda a reducir los niveles de acidez en el cuerpo. Esto puede parecer difícil de comprender, pero es obvio que al comenzar a consumir frutas con un contenido alcalino alto y un contenido ácido bajo, el cuerpo comienza a sanar. Esto lo acerca a un nivel alcalino saludable en lugar de un nivel ácido. Estamos tan acostumbrados a consumir alimentos que reducen una gran cantidad de ácido en el cuerpo que no nos damos cuenta de cómo nos afecta. Seguir un plan de alimentación regular puede parecer la solución óptima porque se refleja en la báscula y se nota la pérdida de peso. Sin embargo, esto no necesariamente indica que se esté mejorando la salud. Si lo que se desea es mantenerse saludable, se debe reducir el riesgo de enfermedades y mantener el funcionamiento adecuado de los órganos vitales. Este es el efecto de una dieta alcalina, por lo que, una vez que las personas se dan cuenta de la eficacia del plan de dieta, se adaptan a un estilo de vida alcalino y evitan los alimentos con un alto contenido ácido.

Evaluar la Acidez Propia

Una vez tomada la decisión de seguir una dieta alcalina, se debe comenzar a planificar las modificaciones graduales del estilo de vida. Debido a que todos somos diferentes, saltar al primer plan de dieta que se consigue no es el mejor curso de acción. Para aprovechar al máximo esta dieta, primero se debe determinar su propio nivel de pH. Para lograr esto, hay que probar los niveles de ácido corporal y determinar qué tan altos son.

La prueba para conocer los niveles de acidez en el cuerpo es sencilla. Se requiere papel de prueba de pH. Este papel mide los niveles de acidez y alcalinidad de cualquier líquido; la orina o la saliva se pueden usar para medir los niveles de ácido. Se recomienda, sin embargo, tomar la muestra con la primera orina que recolectes por la mañana, después de al menos seis horas de sueño ininterrumpido. Para realizar la prueba, simplemente se sumerge una tira de papel en una muestra de orina o se orina directamente sobre el papel. Si no se siente cómodo manipulando la orina, puede escupir en el papel tan pronto como se despierte.

Al comprar el papel de pH, se incluye una tabla de colores que ayuda a determinar qué tan ácido o básico la muestra, en este caso es su cuerpo. Los colores suelen variar de amarillo a azul, y los lados contienen números. Como se mencionó anteriormente, un pH inferior a siete indica un cuerpo ácido, mientras que un pH superior a siete indica buena salud.

Es sensato comprar papel de prueba de pH y realizar la prueba ocasionalmente. Después de implementar esta nueva dieta, se podrá medir el progreso de forma regular, lo que mantendrá altos los niveles de motivación.

Capítulo 1: Indicadores De Que El Cuerpo Es Demasiado Ácido

Aunque es fácil obtener papel de prueba de pH de cualquier sitios web de compras en Internet, en caso de que aún no haya encontrado esta tira de prueba, siempre se pueden buscar las primeras señales de advertencia. Estos signos le dirán si su cuerpo es demasiado ácido y necesita hacerse cargo para vivir una vida saludable.

1. Uno de los principales signos de que el cuerpo es demasiado ácido es cuando se comienza a sentir demasiado cansancio, incluso si se ha dormido más de 8 horas todas las noches. Quienes tienen un alto contenido de ácido en su sistema tienden a sentirse cansados y con poca energía incluso habiendo dormido lo suficiente.

1. Los altos niveles de acidez en el cuerpo también hacen que se sienta tristeza y depresión la mayor parte del tiempo. Incluso con un buen motivo para celebrar, todavía no puede sentirse realmente feliz, esto podría ser una señal de que existen altos niveles de acidez en el cuerpo.
1. Aquellos que sufren de altos niveles de acidez también tienden a irritarse sin motivo aparente y se alteran con mucha facilidad. Si le dicen que está molesto o irritable, esto podría deberse a que tiene altos niveles de acidez.
1. Otro signo común de altos niveles de acidez es la falta de una concentración efectiva en las tareas. Si existe dificultad para concentrar la mente en un solo lugar y hacer un trabajo de manera efectiva, esta es otra señal de que los niveles de acidez son altos y necesitan ser controlados.
1. Los bajos niveles de inmunidad y la susceptibilidad a infecciones como el

resfriado y la gripe es otro signo común de un alto nivel de acidez.

1. Las personas que sufren de problemas cutáneos y piel seca, incluso durante los meses más cálidos del año, podrían tener un alto nivel de acidez.
1. El desequilibrio hormonal es otra señal por la que se debe estar atento.
1. Otro síntoma común involucra problemas digestivos que podrían ser una combinación de estreñimiento y diarrea.
1. La dificultad para respirar, el dolor crónico, la sensibilidad en los dientes y las encías y la rigidez en el cuello también son signos comunes de que el cuerpo es demasiado ácido y se necesita actuar para cambiarlo.

Estos son algunos de los primeros signos y cuanto antes se identifiquen, mejor porque para así lograr cambiar hacia una dieta saludable.

Capítulo 2: Riesgos Para La Salud: Alimentos Y Fuentes De Inflamación

Existen numerosas circunstancias y condiciones que pueden causar inflamación. Estas condiciones inducen estrés fisiológico en el cuerpo, aumentan los niveles de azúcar en la sangre e inhiben la digestión de los lípidos.

Condiciones que contribuyen a la inflamación:

La dieta es, con mucho, el mayor contribuyente a la inflamación, y existen numerosos alimentos que pueden contribuir a la inflamación. Las azúcares, sin duda, aumentan la probabilidad de inflamación en los vasos sanguíneos. Durante la digestión, el proceso por el cual la comida causa inflamación comienza en el yeyuno. Mientras el intestino se encuentre ocupado con alimentos que el cuerpo perciba como enemigos invasores, mayor será la cantidad de toxinas que ingresan al torrente sanguíneo. Cuando el cuerpo detecta sustancias extrañas en el sistema digestivo, envía una señal al sistema inmunológico, que lanza un ataque o una batalla. Como medida de protección, el cuerpo libera linfocitos y otras células anti-ataque. Todo el cuerpo intenta evitar que estos invasores entren en las células, lo que provoca una inflamación en todo el torrente sanguíneo. Una alimentación poco saludable contribuye significativamente a la inflamación y las infecciones graves.

Incapacidad para eliminar la causa de la inflamación. Además, la inflamación en el torrente sanguíneo impide que las células cerebrales reciban suficiente azúcar. Como las células cerebrales requieren azúcar para funcionar, el organismo termina requiriendo más glucosa, por lo que el individuo consume más alimentos azucarados para obtener esta glucosa. Esto finalmente conduce a la inflamación crónica.

Los malos hábitos alimenticios, como comer rápido, generan estrés en el cuerpo y le impiden absorber los nutrientes necesarios para una buena salud.

Existe una fuerte correlación entre el estrés y la ansiedad y los casos y la exacerbación de la inflamación; sin embargo, el sistema nervioso central es uno de los aspectos más descuidados del proceso inflamatorio. Es importante comprender que el SNC inicia la respuesta inmunitaria a las lesiónes o infecciones. El estrés y la ansiedad pueden desencadenar una inflamación y aumentar el deseo del organismo por alimentos inflamatorios, incluso cuando no tenemos hambre. El comer alimentos ricos en calorías y pobres en nutrientes por estar estresado perpetúa el ciclo y promueve la obesidad, que se sabe es causada por inflamación.

El entorno socioeconómico en el que se vive puede influir en el estilo de vida, lo que a su vez afecta el sistema inmunológico. La comunidad puede convencernos de que se debe comer algo, a pesar de que no le siente bien al cuerpo. La capacidad para satisfacer todas las necesidades dependerá de los ingresos; es posible que no se pueda pagar una dieta alcalina costosa. Desafortunadamente, es posible que ni siquiera sepamos qué alimentos económicos se incluyen en la dieta alcalina.

Capítulo 3: ¿Por Qué La Inflamación Crónica Es Un Riesgo Para Su Salud?

Los científicos argumentan que cuando las células inflamatorias permanecen por mucho tiempo en la sangre, conducen a una condición conocida como plaga. El sistema inmunitario percibe la plaga como un invasor extraño en el cuerpo y, como tal, su sistema se esfuerza por evitar que la plaga dentro de los vasos sanguíneos ingrese a las arterias. Con el tiempo, la plaga puede volverse acumularse y romperse, formando un bulto que bloquea el flujo sanguíneo haciéndolo insuficiente para todo el cuerpo. En consecuencia, esto conduce a la condición de accidentes cerebrovasculares o ataques al corazón, también conocida como enfermedad cardiovascular (ECV) y es una de las principales causas de mortalidad en los países desarrollados.

Cancer

Por lo general, una inflamación crónica que dura y persiste dentro del cuerpo provoca daños en el ácido desoxirribonucleico (ADN) y, en última instancia, provoca el desarrollo de tumores.

Diabetes tipo 2

La incapacidad de producir suficiente insulina, una sustancia química responsable de mantener niveles sostenibles de azúcar en la sangre, es una característica inherente a las víctimas de la diabetes. Los científicos han descubierto que las personas cuyo nivel de azúcar en la sangre no está regulado tienen niveles de inflamación más altos que aqullos que no lo tienen. La implicación de esto es que una inflamación de bajo nivel altera la acción de la insulina en el cuerpo y, por lo tanto, puede causar diabetes tipo 2.

Artritis

La artritis es una condición importante relacionada con la

inflamación. La artritis se describe como una inflamación de las articulaciones. Si bien la inflamación está relacionada con la artritis reumatoide y la artritis gotosa, algunos tipos de artritis, como la osteoartritis, no son causados por la inflamación.

Capítulo 4: Tratamiento Para La Inflamación Crónica

Los tejidos infectados se inflaman como parte del proceso de curación, como se mencionó anteriormente. Ocasionalmente, sin embargo, reducir la inflamación también puede ser beneficioso. En el mercado hoy en día hay medicamentos alcalinos, hierbas y suplementos.

Existen medicamentos de venta libre que pueden tratar y ayudar a controlar los síntomas de la inflamación aguda o crónica, a pesar de la falta de un fármaco con un efecto directo sobre la inflamación crónica. Estos medicamentos consisten en aspirina e ibuprofeno, que se clasifican como medicamentos insolubles no grasos. Alivian el dolor y la fiebre asociados a la inflamación al eliminar las sustancias que la provocan. Sin embargo, el uso a largo plazo de estos medicamentos puede provocar el desarrollo de otras infecciones con efectos secundarios graves, por lo que estos medicamentos deben evitarse como tratamiento a largo plazo.

En casos de inflamación crónica, se prescriben medicamentos antiinflamatorios que contienen prednisona y cortisona. Contienen esteroides hormonales que combaten la inflamación. Estos medicamentos tienen la desventaja de causar efectos secundarios indeseables, como retención de líquidos y aumento de peso. Otros medicamentos pueden venir en forma de ungüentos, que se usan con frecuencia para tratar la inflamación de pulmones, intestinos, ojos y piel.

La garra del diablo es un suplemento dietético reconocido que actúa como un supresor eficaz de la inflamación severa, a pesar de que existe evidencia limitada para respaldar su uso. También se sabe que las hierbas como el aceite Hyssop, la cúrcuma, el jengibre y el cannabis inhiben el desarrollo de respuestas inflamatorias dentro del cuerpo. Se han utilizado en el tratamiento y prevención de enfermedades durante mucho tiempo en la historia de la civilización humana y han sido eficaces en el tratamiento de, entre otras enfermedades, dolores artríticos y dolor en los pulmones. A excepción del cannabis, las hierbas son ampliamente accesibles en la mayoría de las regiones. Las leyes relativas a la posesión y el uso de la hierba de Cannabis varían de un lugar a otro.

Las dietas alcalinas y las modificaciones positivas en el estilo de vida se encuentran entre los tratamientos más efectivos y satisfactorios para la inflamación. Una dieta a base de alimentos alcalinos no solo reduce nuestros niveles inflamatorios, sino que también ayuda a prevenir la inflamación. Las dietas alcalinas se han convertido en un tratamiento común para la inflamación crónica, lo cual no es sorprendente.

Agua alcalina

Para adoptar una dieta alcalina, la única habilidad requerida es la de preparar agua alcalina. El agua alcalina es simplemente agua cuyos niveles alcalinos se han incrementado para su beneficio. Esta agua tiene efectos milagrosos en el cuerpo y ayuda a mantener la salud. Uno de los mayores beneficios del agua alcalina es que tiene más propiedades hidratantes que el agua normal. Lo que significa que si se hace ejercicio o el organismo requiere más agua, las moléculas del agua alcalina ayudan a la rehidratación mucho más rápido que las moléculas del agua normal.

Como resultado del aumento de la alcalinidad del agua, el sistema inmunológico se fortalece y las bacterias e infecciones se combaten con mayor eficacia. El consumo regular de agua alcalina puede mejorar efectivamente la dieta y eliminar todas las toxinas ambientales, incluido el estrés. A diferencia del agua normal, el agua alcalina es rica en magnesio y calcio, lo que contribuye a la salud de los huesos. Por su alto contenido en antioxidantes, también elimina las células de radicales libres y reduce el riesgo de cáncer. El agua alcalina también puede revertir los signos del envejecimiento y brindarle una piel y un cabello hermosos, además de prevenir enfermedades. Uno de los mayores beneficios del agua alcalina es que ayuda a reducir la acidez sistémica y mantiene el estómago y el tracto gastrointestinal saludables.

Bebidas Verdes / Batidos

Las verduras y vegetales son una parte esencial de la dieta y deben consumirse en todas las formas posibles. Además de los beneficios de incluir vegetales crudos en la dieta diaria, tomar bebidas verdes o consumir batidos verdes también puede proporcionar numerosos beneficios para la salud. Aquí hay algunos beneficios de los batidos verdes que quizás no conozcas.

• Estado mental positivo

Los batidos verdes promueven una mentalidad muy optimista y saludable. Es muy difícil entrenar la mente humana, que se nutre de la constancia. Esto significa que si comienza un hábito saludable, su mente comenzará a alentarlo a comenzar otro hábito saludable. Se puede agregar col rizada a su batido y observar el efecto que tiene en la mente. Al consumir batidos verdes, se sentirá una necesidad de inscribirse esa clase de yoga a la que siempre se ha querido asistir o salir a correr todos los días.

• Reducir el apetito no saludable

Al comenzar a consumir batidos verdes a diario, su organismo se sentirá nutrido y ya no tendrá deseos de dulces o alimentos poco saludables. Nuevamente, esto es el resultado de que su mente desea continuar con la transformación saludable y lo alienta a consumir refrigerios saludables. Los batidos verdes son una excelente forma de reducir los atracones y el consumo de snacks poco saludables a diario.

• Piel brillante

Dado que los vegetales son ricos en antioxidantes, tienen un efecto positivo en la piel, lo que da como resultado una piel hidratada y una disminución de los signos del envejecimiento.

• La salud del corazón

Como ya se sabe, los vegetales de hoja verde son ricos en antioxidantes, ayudan a reducir el colesterol y previenen problemas relacionados con el corazón.

- Mejora inmunológica

Mientras continúe consumiendo verduras y vegtales, el sistema inmunológico se fortalecerá y estará protegido contra enfermedades. El consumo diario de batidos verdes mantendrá el organismo más saludable en comparación con aquellos que no los consumen.

- Mejor digestión

Dado que los batidos están hechos con vegetales enteros, aportan una gran cantidad de fibra , lo que ayuda a la digestión.

- Absorción de Nutrientes

Cuando se consumen batidos a diario, se recibe una gran cantidad de nutrientes de verduras como la espinaca, la col rizada y la lechuga.

- Mejor Energía

Cuando se comienza a consumir una gran cantidad de nutrientes diariamente, los niveles de energía se disparan y se siente una energía extremadamente vital.

Alimentos Variados

Debido a que es difícil distinguir entre alimentos altamente ácidos y alcalinos, las personas que recién comienzan una dieta alcalina frecuentemente consumen el tipo de alimento incorrecto. Los alimentos veganos no son necesariamente alcalinos o beneficiosos simplemente porque son de origen vegetal. En una dieta alcalina, debe intentar comer frutas, nueces, legumbres y verduras que sean alcalinas. Se deben evitar los alimentos ácidos como la carne, las aves, el pescado, los productos lácteos, los huevos, los cereales y las bebidas alcohólicas.

Por lo tanto, debemos asegurarnos de que las frutas, nueces, legumbres y verduras que se consumen sean altamente alcalinas y capaces de promover los beneficios de la dieta. Además de la típica lista de alimentos alcalinos que se mencionan, también se debe intentar incorporar a la dieta los siguientes alimentos. Se incluyen productos de soja como el frijol de soja, el miso, el tofu y el tempeh . También puede buscar yogur y cuajada sin azúcar además de leche. En una dieta alcalina, las papas están permitidas en pequeñas cantidades, contrariamente a las recomendaciones de algunas dietas. También puede agregar sabor a su comida usando tantas hierbas y especias como sea posible.

Capítulo 5: Beneficios De La Alcalinidad

Con una dieta alcalina se trata de aumentar la alcalinidad del cuerpo para vivir una vida libre de enfermedades, larga y saludable. Debido a su eficacia, este tipo de dieta ha calado en el mercado, y cada vez más personas planean adoptarlo.

Una de las principales razones por las que la dieta alcalina se ha vuelto tan popular es porque ayuda a las personas a perder peso; sin embargo, la alcalinidad también puede ayudar con otras cosas. Una vez que se comprenda cómo funciona la alcalinidad y lo que hace en el cuerpo, nunca se querrá volver a una dieta rica en ácido.

Protege la densidad ósea y la masa muscular. Según la evidencia científica, un alto contenido de ácido en el cuerpo puede afectar negativamente huesos y músculos. Centrarse en comidas alcalinas es importante porque aumenta la ingesta de minerales en el organismo y se refleja en una mejor estructura ósea, lo que resulta en huesos menos frágiles. Los problemas óseos, incluidos el dolor en las articulaciones y la artritis, son causados por la acidez de su cuerpo. Al bajar los niveles de ácido del cuerpo, es más fácil que sus huesos se fortalezcan y absorban minerales saludables que contribuyen a mejorar la salud ósea. Una dieta alcalina hace hincapié en aumentar la absorción de vitamina D en los huesos, que es responsable de mantener los huesos sanos. También ayuda en la producción de la hormona del crecimiento y asegura que los minerales consumidos proporcionen más fuerza al cuerpo. Esto aumenta la masa muscular y la fuerza de manera efectiva.

El aumento de la alcalinidad del cuerpo, no solo mejora la fuerza de huesos y músculos, sino que también aumenta la resistencia y se hace ejercicio de manera más eficiente. Esto es esencial para la salud en general y previene una serie de enfermedades relacionadas con los huesos. Cuando los músculos son fuertes, el cuerpo permanece más firme y se envejece con más gracia.

Reduce el peligro de hipertensión y accidentes cerebrovasculares.

Las dietas alcalinas tienen importantes efectos antienvejecimiento en el cuerpo. Además de proteger la masa muscular, reduce la inflamación en el organismo, lo que alivia eficazmente el estrés y mejora la salud cardiovascular. Seguir una dieta alcalina reduce el riesgo de hipertensión y colesterol. Los niveles altos de colesterol y los coágulos de sangre causados por este contenido de colesterol son las principales causas de accidente cerebrovascular. Cuando comienzas una dieta alcalina, tu nivel de colesterol se normaliza y tu presión arterial, que es responsable de la hipertensión, se regula.

Cuando se reduce el estrés, se comienza a vivir un estilo de vida física y mentalmente saludable. La pérdida de memoria y una serie de enfermedades relacionadas con el cerebro, incluida la enfermedad de Alzheimer y la demencia, están directamente relacionadas con el estrés. Al consumir una dieta de base alcalina, se reduce el riesgo de estas enfermedades, así como el riesgo de infarto e hipertensión.

Las dietas a base de alcalinos también son excelentes para los riñones y otros órganos vitales. Los cálculos renales pueden ser extremadamente angustiosos. La acidez del cuerpo es una de las principales causas de cálculos renales, y reducir esta acidez reduce su riesgo.

Durante la menstruación, algunas mujeres experimentan cólicos menstruales severos, mientras que otras pueden manejarlos de manera más efectiva. La causa principal de los cólicos menstruales son los altos niveles de ácido en el cuerpo. Al comenzar a seguir una dieta alcalina, se reduce el riesgo de calambres dolorosos porque ayuda a relajar y calmar los músculos.

Además, la alcalinidad previene el dolor de espalda crónico, los espasmos musculares, los dolores de cabeza, la inflamación y el dolor en las articulaciones. Se pueden prevenir varios de estos problemas simplemente reduciendo los niveles de acidez del cuerpo. Cuando el cuerpo está más saludable, tiene más energía y puede lograr mucho más a lo largo del día. Para empezar a llevar un estilo de vida saludable, es fundamental tener los músculos relajados y así se evitan inflamaciones y dolores crónicos. Aquí es donde entra en juego la alcalinidad y por qué es tan crucial.

El Magnesio mejora la absorción de vitaminas y previene la deficiencia

La deficiencia de magnesio está muy subestimada y la gente no comprende la importancia de consumir suficiente magnesio. Al no proporcionar al cuerpo la cantidad adecuada de este minera, una gran cantidad de enzimas en el sistema comienzan a funcionar mal y el cuerpo no puede llevar a cabo sus procesos normales de manera eficiente. Una de las principales causas de enfermedades cardíacas y espasmos musculares es la deficiencia de magnesio. Además, provoca dolores de cabeza, ansiedad del sueño e insomnio. Cuando los niveles de magnesio son óptimos, ayuda en la activación de la vitamina D y mejora la absorción de esta vitamina en los huesos, lo que da como resultado huesos más sanos y fuertes. El magnesio funciona bien con otras vitaminas y facilita la absorción corporal de estas vitaminas, maximizando así sus beneficios.

Mejora el desempeño inmunológico y protege contra el cáncer

Uno de los principales beneficios de la alcalinidad es que ayuda al cuerpo a oxidarse y eliminar los desechos de manera más eficiente. Además de estimular el metabolismo, fortalece el sistema inmunológico para que pueda eliminar regularmente las toxinas dañinas. Con un sistema inmunológico más fuerte, el cuerpo combate mejor las bacterias y las infecciones. Una dieta rica en antioxidantes puede combatir las células de radicales libres que son las principales responsables del desarrollo de células cancerosas en el cuerpo. Mediante la eliminación de estas células la dieta alcalina puede ayudar a reducir el riesgo de desarrollar cáncer.

Las personas con múltiples problemas de salud deben adoptar una dieta alcalina porque no solo ayuda al cuerpo a adaptarse a los tratamientos médicos, sino que también mejora la respuesta al tratamiento y promueve la curación. Las investigaciones han demostrado que la quimioterapia es más eficaz cuando los niveles de pH están equilibrados.

Ayuda en el mantenimiento de un peso saludable

Una de las razones principales de la alta popularidad de las dietas basadas en alcalinos es que ayuda a quemar grasas y volver a estar en forma. Este plan de alimentación, a diferencia de otros que prometen resultados en tan solo 30 días, ayudará a mantenernos en forma y activos y a combatir enfermedades, que son los beneficios más importantes. Cuando se cambia de una dieta ácida a una alcalina, automáticamente se comienzan a consumir menos calorías, lo que ayuda al cuerpo a quemar grasa más rápidamente. También ayuda al cuerpo a ganar fuerza y le proporciona energía adicional.

Capítulo 6: Los Mejores Alimentos Alcalinos

Un concepto común pero erróneo sobre las dietas alcalinas es que adoptar un estilo de vida vegano es suficiente para alcanzar la salud. Aunque la comida vegana es saludable, para aumentar la alcalinidad del cuerpo, se debe consumir alimentos con un alto contenido alcalino.

Frutas y Vegetales Frescos

Como parte de una dieta alcalina efectiva, se deben consumir tantas frutas y vegetales como sea posible. Estas frutas y vegetales son excelentes para equilibrar el nivel de pH del cuerpo, haciéndolo más saludable y activo. Hay muchos alimentos disponibles para comprar, pero no todos son aptos para dietas alcalinas. Aquí hay una lista de las frutas y verduras más efectivas para aumentar los niveles alcalinos en el cuerpo, los que se deben tratar de incorporar a la dieta.

Aguacate o Palta: El aguacate es una fruta excepcional para las dietas alcalinas. No solo ayuda a reducir los niveles de acidez en el cuerpo, sino que también proporciona una gran cantidad de vitaminas B, E, C y K. Además, es rico en potasio, cobre y grasas saludables monoinsaturadas. El aguacate contiene fibra dietética, que es beneficiosa para el metabolismo y ayuda a perder peso al mantener la sensación de saciedad durante más tiempo.

Brócoli

Aunque el brócoli no es un vegetal tan popular, incluirlo en la dieta proporciona una serie de beneficios para la salud. El brócoli es probablemente uno de los pocos vegetales ricos en nutrientes, incluidas las vitaminas B6, K y C. Además, contiene una alta concentración de magnesio, ácido fólico , fósforo, selenio y potasio, que ayudan a reducir los efectos ácidos en el cuerpo y aumentar los niveles alcalinos. Se debe optar siempre por consumir la verdura cruda.

Apio (Céleri o Apio España)

El apio es rico en vitaminas B y C. Además, tiene propiedades alcalinas y antioxidantes que favorecen la salud cardiovascular. El apio ayuda a combatir el estrés oxidativo, aliviando el cuerpo y mejorando la masa muscular al mismo tiempo que calma los músculos y el cerebro. Por su alto contenido en agua, el apio es una hortaliza ideal para prevenir la deshidratación. Además, la verdura es rica en ácido fólico y potasio.

Pepino

El pepino es la única verdura que puede mantenerte hidratado durante todo el día. El pepino contiene un 96 % de agua, lo que ayuda a elevar el nivel alcalino y limpia el cuerpo de todas las toxinas acumuladas. Los pepinos contienen numerosas vitaminas y minerales, incluidos silicio, potasio y magnesio.

Limón

Aunque muchas personas creen que el limón contiene una alta concentración de ácido, la fruta en realidad es alcalina.

Esta fruta cítrica hace maravillas en el sistema digestivo y ayuda en la absorción de nutrientes. Si se prepara una ensalada con una cantidad generosa de jugo de limón, se podrán absorber los nutrientes de la ensalada de una manera mucho más eficiente. Debido a su alto contenido de vitamina C, la cual ayuda a aumentar la inmunidad y proteger el cuerpo de una variedad de enfermedades.

Pimientos

Los pimientos son un excelente método para agregar sabor y color a los alimentos. Ya sea que compre pimientos morrones verdes, amarillos o rojos, todos ofrecen los mismos beneficios para la salud y son ricos en vitaminas C y A. Además, los pimientos son una excelente fuente de fibra dietética . Los pimientos son ricos en antioxidantes que protegen al cuerpo de los radicales libres que causan cáncer.

Espinaca

Popeye nos enseñó que se debe consumir la mayor cantidad de espinacas posible. Este vegetal verde es rico en vitaminas A, C, B2 y K y tiene un alto perfil de nutrientes. Además de hierro, contiene altos niveles de magnesio, manganeso y ácido fólico . Comer espinacas mejora el equilibrio ácido-alcalino en el cuerpo, que es otro de sus muchos beneficios.

Cada alimento crudo

La dieta alcalina es más efectiva cuando se consumen alimentos crudos. La dieta es eficaz porque conserva todo el valor nutricional de los alimentos. Se incorpora la mayor cantidad posible de alimentos crudos en forma de ensaladas, sopas y batidos para aumentar la alcalinidad corporal y ser más saludable que nunca. Una de las principales razones por las que se deben comer alimentos crudos es porque se encuentran en su estado natural y los ingredientes naturales funcionan mejor en un ambiente alcalino. Al cocinar los ingredientes, éstos tienden a perder gran parte de su valor nutricional, disminuyendo así sus beneficios para la salud. Algunas frutas y verduras de hoja contienen altos niveles de antioxidantes que se destruyen durante la cocción. Debido a esto, se debe consumir la mayor cantidad posible de alimentos crudos. El mejor aspecto de una dieta alcalina es que se puede elegir entre una amplia variedad de frutas y verduras que se consumen mejor crudas.

Hierbas alcalinas y suplementos

Se puede creer que seguir una dieta alcalina requerirá evitar agregar saborizantes a los alimentos, pero no se puede estar más equivocado. Mientras sean saludables, se puede condimentar la comida con una gran variedad de hierbas y especias. El mejor aspecto de una dieta alcalina es la variedad de hierbas y suplementos que puede utilizar para su beneficio.

Hierbas

Seguir una dieta alcalina puede parecer difícil debido a la cantidad de alimentos que deben eliminarse de la dieta, especialmente si cuando se acostumbra comer carne. Sin embargo, si miramos el lado positivo, existen numerosas hierbas que pueden usarse para agregar y mejorar el sabor de las comidas. Aquí hay algunas hierbas que no solo aportan sabor, si no que también tienen notables beneficios para la salud.

• Pimienta de cayena

La Pimienta de Cayena aporta un sabor increíble a la comida y, a pesar de ser una hierba picante, sigue ganando popularidad debido a su sabor. Contiene muchas propiedades alcalinas que son efectivas en el tratamiento de dolores de cabeza y artritis. También se sabe que ayuda a reducir los síntomas del cáncer. Además, la pimienta de cayena se ha relacionado con la pérdida de peso.

• Diente de Leon

Las hojas de diente de león pueden usarse para realzar el sabor de las ensaladas y para hacer té de hierbas. Tiene un alto contenido alcalino y se sabe que trata eficazmente los cálculos renales.

• Cúrcuma

Esta especia de color amarillo brillante que se usa comúnmente para dar sabor a una variedad de curry también sirve para tratar la artritis, el cáncer y la diabetes. Tiene muchas propiedades medicinales y se ha utilizado durante décadas. Si se puede obtener cúrcuma fresca (del tipo que se parece al jengibre), no solo puede usarse para dar sabor a los alimentos, si no también para hacer encurtidos y consumirlos con las comidas. También es un método eficaz para controlar los niveles de azúcar y mantener la salud de los huesos.

• Ajo

Las notables propiedades antimicóticas y antibióticas del ajo pueden ayudar a su cuerpo a sanar de adentro hacia afuera. El ajo es un antioxidante excepcional que también ayuda a combatir los parásitos y fortalecer el cuerpo. Además de ser beneficioso para el corazón, el ajo también posee altas propiedades alcalinas.

Suplementos

Aunque existen una serie de alimentos que ayudan a aumentar los niveles alcalinos en el cuerpo, a veces se requiere un poco de ayuda y, en estos casos, los suplementos juegan un papel crucial. Se recomienda tomar los siguientes suplementos, según el tipo de dieta que siga.

• Citratos de Potasio y Magnesio

Los citratos de potasio y magnesio deben estar presentes en grandes cantidades para facilitar la alcalinización. Esto disminuye la cantidad de orina que se expulsa del cuerpo y también ayuda a aumentar la densidad ósea y reduce el riesgo de fracturas y huesos frágiles.

• Calcio

El calcio es un suplemento dietético importante que quizás deba incluirse en una dieta alcalina, no solo porque promueve la salud de los huesos, sino también porque reduce la hipertensión.

• Glutamina

Este suplemento proporciona al cuerpo los aminoácidos necesarios para reducir los niveles de acidez y mantener una función renal saludable.

• Vitamina D

Con una deficiencia de vitamina D, el cuerpo no puede absorber el calcio y el magnesio de manera eficiente. Es por eso que también es esencial consumir este suplemento a través de los alimentos que consume.

Cazuela De Enchiladas Cargadas

Ingredientes
- 1 cebolla blanca
- 6 dientes de ajo
- 1 lata de maíz
- 1 lata de frijoles negros
- 1 pimiento verde
- ½ jalapeño
- 2 tomates grandes
- 4 latas pequeñas de salsa de tomate
- ½ cucharada de cada uno: chile, comino, ajo en polvo
- 10 tortillas integrales o de maíz de tu elección
- 1 taza de queso vegano

Directions
1. Asegurarse que el horno haya sido precalentado a 350 grados Fahrenheit.
1. Usar una fuente rectangular para hornear y cubrir con papel de aluminio o spray antiadherente según sea necesario.
1.

1. Usar una sartén mediana para cocinar la cebolla y el ajo picados. Usar aproximadamente una cucharada de aceite o agua/caldo de su elección.
1. Picar el pimiento, el jalapeño y los tomates. Deben cortarse en cubitos y mezclarse junto con el maíz y los frijoles negros. Asegurarse que el maíz y los frijoles negros hayan sido escurridos y enjuagados
1. Agregar esta mezcla al ajo y la cebolla, cocinando todo para que los pimientos se ablanden.
1. En un recipiente aparte, mezclar la salsa de tomate y el condimento. Esta será la salsa, así que hay que probarla para asegurarse que no esté demasiado picante, pero sí lo suficientemente picante.
1. Ahora es el momento de montar la cazuela. Se comienza cubriendo el plato con la salsa de tomate. Agregar una capa de tortillas y luego una capa de la mezcla de vegetales. La primera capa probablemente tomará alrededor de 6 tortillas. Hay que asegurarse que cubra el fondo y los lados también. No tiene

que ser perfecto, pero debe estar lo suficientemente cubierto para contener el resto de la mezcla de vegetales. Cortar en tiras ya que así resulta más fácil cubrir el plato.
1. Agregar una segunda capa de tortillas, unas cuatro, para cubrir la mezcla de verduras. Agregar la mezcla restante y cubrir con el queso vegano de su elección.
1. Hornear durante unos veinte minutos o hasta que el queso esté dorado.
1. Sirva de inmediato y congele el resto si no puede terminarlo en cuatro días.

Lista de compras

- 2 naranjas
- 1 cucharadita de jengibre
- 1 cucharadita de cúrcuma
- 1 zanahoria
- 2 pimientos rojos
- 2 latas de tomates cortados en cubitos bajos en sodio
- 2 cebollas blancas pequeñas
- 1 cabeza de ajo
- 1 lata de maíz
- 1 lata de frijoles negros
- 1 pimiento verde

- ½ jalapeño
- 2 tomates grandes
- 4 latas pequeñas de salsa de tomate
- 10 tortillas integrales o de maíz
- 1 taza de queso vegano

Capítulo 8: Semana Cuatro: Balance

Esta semana nos centraremos en hacer la transición de regreso a una alimentación normal todos los días después de haber comido más liviano durante las últimas tres semanas. Lo que debe recordarse acerca de perder peso es que no siempre debe ser temporal. Si se está buscando perder quince o más libras, se puede usar una dieta más corta. Sin embargo, si se tiene sobrepeso, se querrá perder mucho peso y mantenerlo, se trata de cambiar el estilo de vida.

En las primeras tres semanas, se consumieron cosas completamente limpias y enfocadas en vegetales enteros que ayudan a quemar grasa. Ahora, mostraremos recetas hechas con alimentos que se consumían antes de la dieta basada en plantas, solo que esta vez, mucho más saludables. Esto puede ayudar a garantizar que se mantenga el enfoque en la dieta mientras se comen las cosas divertidas que se evitarían si no se tratara de perder peso.

Estos alimentos aún ayudarán a perder peso, pero ahora se equilibrarán con alimentos que se pueden comer todos los días. Cuanto más alternativas a las cosas que se solían comer existan, más fácil será mantener un estilo de vida más saludable.

Desayuno

Los cereales son una gran tentación para muchas personas. El problema con los cereales comprados en tiendas es que están cargados de azúcar. Ni siquiera deberían considerarse como desayuno en determinados momentos debido a que contiene mucha azúcar añadida y otros colorantes alimentarios, especialmente en los cereales destinados a los niños.

Si se elige algún cereal más saludable comprado en tiendas, a veces éste puede terminar siendo simple y desabrido, o puede que incluya otros aditivos que lo hacen poco saludable por otras razones que no solo incluyen la cantidad de azúcar agregada.

Este cereal es uno que se puede tener en la despensa durante mucho tiempo. Simplemente se puede comer solo, como desayuno o merienda. También combina muy bien con una fruta entera al lado.

Se puede agregar fruta picada encima también. Las fresas y los plátanos siempre son un buen acompañante para los cereales porque van bien con la leche fría. Incluso es excelente sin leche y simplemente se come como refrigerio.

Sencillos Copos Crujientes De Cereal

Ingredientes
- 2 tazas de harina de trigo integral, o la harina de preferencia
- 2 tazas de salvado de trigo
- 3 cucharadas de semillas de chía
- 1 cucharadita de polvo de hornear
- Una pizca de sal
- 1/3 taza del endulzante de preferencia
- ½ taza de leche vegetal de preferencia

Indicaciones
1. Comience asegurándose de que el horno haya sido precalentado a 350 grados Fahrenheit.
1.
1. En un tazón grande, combinar los ingredientes secos como son la harina, el salvado, las semillas, el polvo y una pizca de sal.
1.
1. Una vez hecha la mezcla seca, agregar el edulcorante, lal leche y también una taza de agua, más o menos dependiendo de la consistencia.
1.

1. La consistencia debe ser la de una masa, como la masa para galletas. Si está demasiado húmeda no se va a hornear bien.
1.
1. Se hará bastante masa para el cereal, por lo que puede congelar la mitad hasta por una semana.
1.
1. La otra mitad se debe estirar lo más plana posible sobre la bandeja para hornear. Puede presionarse con una cuchara o colocar papel encerado encima para que no se pegue al rodillo.
1.
1. Debe ser tan delgado como las hojuelas del cereal.
1.
1. Llevar al horno durante unos quince minutos o hasta que comiencen a dorarse.
1.
1. Dejar que enfriar. Una vez fríos, cortar en cubos para darles la forma que tendría el cereal comercial.
1.

1. Llevar al horno nuevamente, ahora a 300 grados. Cocinar durante unos 5 minutos por vuelta, revolviendo entre cada una.
1.
1. Después de unos quince minutos (unas 3 vueltas) deberían estar crujientes.
1.
1. Dejar enfriar y servir con leche. Estarán bien durante aproximadamente una semana, aunque es posible que se ablanden.

Almuerzo

Como ya se ha explicado, las bayas pueden tener excelentes propiedades antiinflamatorias. Lo que es perfecto para cualquier persona que quiera perder peso ya que disminuye la hinchazón. Existen muchas otras propiedades curativas en los alimentos cargados de antioxidantes además de simplemente perder peso, como su beneficio para el sistema inmunológico.

Lo mejor de los arándanos y las moras es que no siempre es necesario usarlos en cosas dulces. Son súper dulces cuando se utilizan con azúcar, pero combinados con otras cosas saladas, pueden agregar un toque interesante.

El vinagre de sidra de manzana es otro alimento que tiene grandes propiedades. Le dará a las comidas el sabor necesario para contrarrestar cualquier otra insipidez que pudiera estar presente. También ayuda a conservar un poco la comida, por lo que ensaladas como esta durarán un poco más en el refrigerador si se mezclen con vinagre de sidra de manzana.

Ensalada De Bayas Antiinflamatoria

Ingredientes
- 1 taza de arándanos
- 1 taza de moras
- 1 lata de guisantes pico negro
- 1 lata de maíz
- 1 taza de cilantro picado
- 1 cebolla roja
- 1 lata de frijoles rojos
- 4 cucharadas de aceite
- 2 cucharadas de vinagre de sidra de manzana
- 1 cucharadita de edulcorante
- Sal y pimienta al gusto

Indicaciones
1. Asegúrese de que toda la comida enlatada haya sido escurrida y enjuagada. Esto incluye los guisantes, los frijoles y el maíz.
1.
1. Picar el cilantro y la cebolla.
1.

1. Picar las bayas especialmente grandes, pero deben ser del tamaño adecuado.
1.
1. Mezclar las bayas, los guisantes, el maíz, el cilantro, la cebolla y los frijoles en un tazón.
1.
1. Mezclar con el vinagre, el aceite y el edulcorante.
1.
1. Añadir sal y pimienta al gusto. Agregue hojuelas de pimiento rojo si también quiere un refuerzo extra de sabor.

Cena

El chili puede ser una comida reconfortante, especialmente cuando lo imaginamos acompañado con queso, galletas saladas, crema agria y otros aderezos. Si bien todo esto es bueno, no es necesario hacer todo eso solo para tener un chili delicioso.

Este es uno que está lleno de sabores para mantener el paladar interesado. Todavía se puede agregar cualquiera de los acompañantes mencionados anteriormente, pero se deben buscar sustitutos veganos para poder seguir mejor la dieta.

Esto es una carga de alimentos que van a ayudar a mantener su sistema regulado y al mismo tiempo poner en marcha los objetivos de pérdida de peso. Se conserva congelado en recipientes por porciones, porque se recalienta muy bien. Es una excelente comida para tener siempre como respaldo cuando también se necesita algo simple y rápido.

Chili Recargado

Ingredientes
- 1 cebolla
- 6 dientes de ajo
- 1 lata de frijoles negros
- 1 lata de maíz
- 1 lata de tomates cortados en cubitos
- 1 lata pequeña de salsa de tomate
- ½ jalapeño
- ½ taza de caldo de verduras
- 1 cucharada de aceite
- 1 paquete de tofu, regular
- ½ cucharada de cada uno: comino, chile en polvo, paprika

Indicaciones
1. Lo primero es cocinar el tofu. Puedes hacerse esto en una sartén si se quiere cocinar el chili en una olla de cocción lenta o puede cocinarse directamente en la olla a la que se agregará el resto de los ingredientes.
1.
1. Desmenzarlo con una cuchara de madera para que tenga una consistencia similar a la carne molida.

1.
1. Picar el ajo y la cebolla, así como el jalapeño.
1.
1. Cocinar esto con el aceite, el caldo de verduras, el comino, el chile en polvo, el pimentón, el ajo y la cebolla.
1.
1. Cocinar la mezcla hasta que esté dorada y luego incorporarla junto con los frijoles negros, el maíz, los tomates y el jalapeño.
1.
1. Vertir la salsa de tomate sobre la mezcla y cocinar durante al menos una hora.
1.
1. Comerlo tan pronto como esté tibio, el resto puede guardarse en el refrigerador durante unos cuatro días.
1.
1. ¡También puede congelarse para recalentar más tarde!

www.ingramcontent.com/pod-product-compliance
Lightning Source LLC
LaVergne TN
LVHW011740060526
838200LV00051B/3275